Copia personal de:

Nombre

Domicilio:

Teléfono/E.Mail

El Quincuncio

Clave de la Fisiología Humana

Por:

Luis Michel Fox Elizondo

Médico Astrólogo

No. De Registro:

03-2017-021311221200-01

México, D.F., a 13 de febrero de 2017

ISBN-13: 978-1544983035

ISBN-10: 1544983034

Dedicado a:

**Cecilia Ortiz Bullé Goyri,
la gran astróloga mexicana.**

Contenido

Prólogo 1
Introducción. 8
Capítulo 1. ¿Qué es un Quincuncio? 11
Capítulo 2. Historia del Quincuncio 15
Capítulo 3. Interpretación del Quincuncio 23
Capítulo 4. Quincuncios entre los Signos 29
Capítulo 5. Anticias y Contranticias 31
Capítulo 6. Análisis de los Quincuncios 37
Capítulo 7. Clave de la Fisiología Humana 41
Capítulo 8. Cómo sanar terapia emocional 57
Tabla de los WuXing Cinco Movimientos 59
Capítulo 9. Astrología Médica. Casos reales 60
Capítulo 10. Tránsitos Quincunciales 71
Capítulo 11. El Dedo de Dios el Caso Harrison ..76
Referencias 97

Prólogo

Agradezco a Luis Michel Fox que haya pensado en mí para escribir el prólogo del libro que tienes entre manos. Aprovecho, además, para felicitarle por haber escrito un libro así de necesario y esclarecedor, pues el quincuncio es un aspecto misterioso y secreto. Es misterioso, porque obliga una visión más profunda y detenida en relación a los comportamientos humanos. Y es secreto, en la medida en que obliga al astrólogo a utilizar un lenguaje que le permita situarse en la dimensión adecuada para comprender lo que Luis Michel trata de explicar en el libro. El misterio del quincuncio radica en que desafía toda literalidad. Lo que quiero decir con ello es que el lenguaje habitual no es suficiente para describir los contenidos y las dinámicas asociadas al quincuncio, pues es un aspecto que emite símbolos y síntomas, más que palabras. Sin embargo, Luis Michel nos facilita muy buenas pistas.

Para entender el quincuncio nos hará bien comprender qué es un aspecto. Si los planetas fuesen personas -las personas del sistema solar-, los aspectos serían las relaciones entre ellas. De entre estas relaciones, las que se corresponden con el quincuncio serían algo así como la relación entre un paciente y un terapeuta. Es decir, llega un paciente y nos cuenta qué es lo que le ocurre. Entonces, el terapeuta, haciendo uso de su conocimiento, propone un diagnóstico. Este diagnóstico, a partir de su pronunciamiento, formará parte del lenguaje del paciente. Por tanto, el quincuncio refleja un problema humano -de salud, por ejemplo- en la que una de las partes, el paciente, no es autosuficiente para saber qué es lo que le ocurre. Es la acción del terapeuta la que le ofrece, a través del diagnóstico, una explicación que permita encontrar una salida al padecimiento o a la incógnita planteada.

El quincuncio es una incógnita para la cual la persona no es suficiente para llegar a comprender qué es lo que le sucede. Necesita de un médico que haga de médium entre el dolor y la solución. También es posible que un individuo sea paciente de sí mismo. En este caso deberá mantener la objetividad con plena conciencia, pues diagnosticarse a uno mismo suele ser arduo. Es mejor exponer la propia situación ante personas expertas, que aportarán un conocimiento del que el paciente carece. Sin embargo, el paciente sabe cosas, en relación a su enfermedad, que aún están en el inconsciente. Si el terapeuta es psicólogo, procurará advertir a su paciente de que gran parte de la solución está en su interior. Es decir, el quincuncio remite tanto a una ayuda externa, a través de un terapeuta, como a una ayuda interna, puesto que es el paciente el que lleva dentro de sí la posibilidad de curarse.

Las relaciones (aspectos) se articulan a partir del lenguaje, que consta de palabras y gestos. Hay palabras-gestos que escenifican una gran compatibilidad, como, por ejemplo, en una conjunción. Hay palabras que se necesitan unas a otras, como ocurre en la oposición, pues solo con una no sería posible concretar ningún propósito.

Hay palabras que no necesitan abundar, como en el caso del trígono, en el que la fluidez genera tal telepatía que hace que la palabra resulte casi innecesaria. Los sextiles, en cambio, requieren de una colaboración. Por contra, la cuadratura supone un choque entre palabras, como en una discusión acalorada, como si lo que quiere decirse fuera contradictorio, anacrónico, inoportuno o incompatible con la acción.

Con los semisextiles y los quincuncios sucede algo muy peculiar. Tanto los semisextiles como los quincuncios hacen referencia a experiencias vitales que están insospechadamente conectadas e intrincadas unas con otras, de las cuales somos inconscientes. Y cuando digo insospechadamente estoy diciendo que su relación no es obvia, y ni tan siquiera parece complementaria, al menos en las apariencias. Pero, atención, que con el semisextil y el quincuncio hay que ir más allá de ellas. Ahí es donde veríamos que el astrólogo es un detective, puesto que no se conforma con las apariencias. El astrólogo es un detective de símbolos y de comportamientos. Los símbolos tras los comportamientos, y los comportamientos tras los símbolos.

Los semisextiles son como la silla en la que estamos sentados, que no somos conscientes de ella de tan acostumbrados que estamos. O sólo somos conscientes de ella cuando la silla está coja o nos encontramos con un clavo en el asiento. Es decir, los semisextiles reflejan relaciones tan frecuentes que nos damos cuenta de lo que nos aportan. Un ejemplo de lo que quiero decirles se refleja mejor cuando tratamos de comprender cada signo del Zodiaco. Por ejemplo, el signo de Aries se explica per se, pero también obtenemos pistas de su carácter y evolución en la vida a través de Piscis y de Tauro, los signos con los que forma semisextiles. Es decir, comprendemos mejor a Aries si tenemos en cuenta el signo anterior (Piscis) y el posterior (Tauro). Para Aries, Piscis y Tauro reflejan aspectos de su psicología que, de tan obvios, no nos damos cuenta. Y lo mismo ocurre con el resto de signos del Dodecagrama astral.

Con el quincuncio sucede algo parecido, solo que más difícil de explicar (excepto que leas este libro). Se trata de un aspecto que obliga a desafiar la propia mirada. Si lleváramos el quincuncio al escenario de un teatro, veríamos que se manifestaría en una relación entre las personas en las que éstas se ven vinculadas por motivos ocultos, de esos que el guión no aclara fácilmente.

Llegados a este punto, podríamos concluir que el quincuncio pone en relación lo conocido con lo desconocido. Lo veríamos en la relación entre un médico y un paciente. El paciente acude al médico para que ponga luz sobre un dolor. Y el médico, a partir de un chequeo, llega a percibir cuáles pueden ser las causas y cuáles pueden ser las formas de aplicar la terapia. A partir de esta relación, si la consulta se hace con criterios holísticos, será posible relacionar lo patológico con lo simbólico.

Una forma de entender los quincuncios, aparte de en astrología médica, lo encontramos en astrología mundana. Por ejemplo, hablando del signo de Capricornio, y puesto que tenemos a Plutón de tránsito, nos damos cuenta de que el mundo se ha *capricornizado* mucho desde su ingreso. O lo que es lo mismo: todos somos ambiciosos (cada cual con sus proyectos). Lo que en otro tiempo histórico requería de varias generaciones, desde que se inició este tránsito los humanos queremos que nuestros más elevadas aspiraciones se concreten en el presente. Pues bien, los signos con los que Capricornio hace quincuncio son Géminis y Leo. Géminis, para Capricornio, son los medios de comunicación, la comunicación misma y lo que el sistema social pretende perpetuar con la comunicación. En su peor versión, Géminis profiere mentiras. Y las mentiras son proferidas por los ambiciosos psicópatas que nos gobiernan. Y por parte del signo de Leo, la manifestación del poder a través de exhibiciones orientadas a convencer a los subordinados acerca de quién es quién manda.

Con los semisextiles de Capricornio, vía Sagitario y Acuario, comprendemos que el poder necesita expandirse para perpetuarse como imperio (Sagitario) y se fundamenta en una red clientelar subordinada que asegure su permanencia (Acuario).

Les deseo un feliz viaje, y que los quincuncios les resulten crecientemente favorables. Es más, a partir de la comprensión del quincuncio notarán que las connotaciones incordiantes inherentes a él empezarán a ser percibidas por ustedes como ayudantes de su evolución.

Jesús Gabriel Gutiérrez
Astrólogo y Mentor Literario
Barcelona, España

Introducción.

La idea de este libro comenzó el 27 de junio de 2010 cuando mi ex profesora, Mónica Escalante, me dijo que la NCGR (National Council for Geocosmic Research) ofrecía la ***Joanna Shannon/ Julian Amristead Scholarship for Astrological Education & Community Service***, y que debería enviarles una propuesta de investigación para ellos.

Desde hacía tiempo venía observado la relación entre los Quincuncios y el Ciclo de Dominancia de la Medicina Tradicional China, entonces envié un correo electrónico a los miembros de la Junta Directiva de la NCGR.

El 19 de agosto recibí un correo electrónico del presidente de la NCGR; **John Marchesella**, diciéndome que yo había sido el ganador de la beca ***Joanna Shannon/ Julian Amristead Scholarship for Astrological Education & Community Service*** correspondiente al año 2010.

A partir de esa fecha compré algunos libros necesarios para continuar la investigación que ahora pongo a su disposición a través del siguiente libro, espero que les guste.

A pesar de que envié a la NCGR un artículo llamado Quincunx. The Clue to Human Physiology, el mismo nunca fue publicado en las revistas de la National Council for Geocosmic Research, así que decidí publicar este libro, que gracias a mis colegas astrólogos, estoy seguro que será un Best Seller.

Quiero agradecer, por supuesto, a Mónica Escalante, a John Marchesella y al comité de becas Joanna Shannon / Julian Amristead, también a Martha Goenaga, Directora de Educación del **NCGR´s Mexico City Chapter**, que me ayudo en la traducción del citado artículo y a Cecilia Ortiz Bullé Goyri, Presidente del mismo por haberme invitado a colaborar en la División de Investigación.

También mi agradecimiento a mi amigo Jesús Gabriel Gutiérrez astrólogo de Barcelona, España por haber escrito el sensacional prólogo del presente libro.

Capítulo 1. ¿Qué es un Quincuncio?

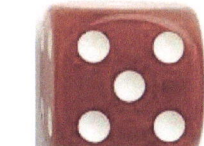

Ilustración 1 Dado con el # 5

Un quincuncio es una forma geométrica de cinco puntos en cruz, de los cuales uno queda en el centro.

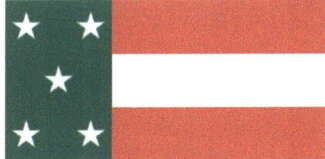

Ilustración 2 Bandera de la República de Yucatán

Pero
lo que puede indicarnos con mayor precisión que es un quincuncio, es una moneda de bronce utilizada durante

el Imperio Romano por los años 200-211 A.C. el valor de esta moneda era de 5/12 de un As.

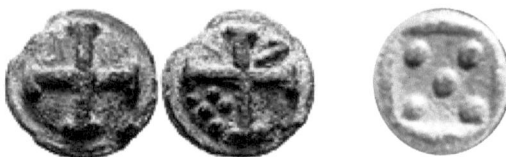

Para poder comprender un poco mejor el valor de esta moneda, debemos remitirnos al sistema sexagesimal.

El sistema sexagesimal de origen Sumerio fue el primer sistema de numeración de la humanidad, la base aritmética era el número 60, de ahí su nombre.

En vista de que los Sumerios fueron también los que nos legaron los conocimientos de la astrología, aún perdura en nuestra ciencia algunos vestigios del sistema sexagesimal: fueron ellos los que dividieron al círculo en 360 grados (60 x 6), hasta la fecha el tiempo se mide en base a este sistema 1 hora tiene 60 minutos y un minuto 60 segundos.

Como estos sabios antepasados tenían por costumbre escribir con la punta de una caña en tablillas de arcilla fresca, sus números estaban representados por conos y círculos.

La docena es una unidad de medida bastante común en todas las culturas
60 / 5 = 12
De ahí que la moneda romana con cinco puntos equivale a 5 partes de una docena, **5 / 12**.

El quincuncio en astrología.

Quincuncio en Astrología indica una distancia entre dos planetas o puntos en el zodiaco de 150° entre uno y otro, el orbe puede ser de + o - 3 grados.

En Astrología el quincuncio refiere a una distancia de cinco signos es decir **5/12**.

Este es su símbolo:

Capítulo 2. Historia del Quincuncio

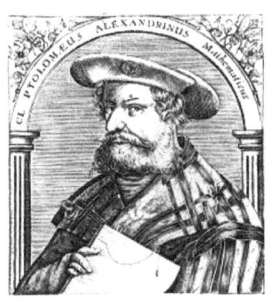

Claudio Ptolomeo[i] es considerado por muchos *"El Padre de la Astrología"* y no es porque haya sido muy buen astrólogo, ni el más antiguo, sino más bien porque fue el primero que compiló los conocimientos astrológicos después del año 100 de nuestra era.

Ptolomeo clasifica únicamente estos aspectos, conocidos como los aspectos ***ptolomeicos*** que son: conjunción (*"que no es propiamente un aspecto"*) sextil, cuadratura, trígono y oposición, sin embargo, a pesar de que el quincuncio no es un aspecto *ptolomeico*, si hace referencia a éste pero con otro nombre:

En su obra **"El Tetrabiblos"**[ii]

Libro 1 Capitulo XVII. "De los signos contrarios y no relacionados entre sí"

"En los grados denominados separados o (extraños) peregrinos no hay similitud de uno con otro, ni relación o participación en modo alguno con otro, ni relación o participación en modo alguno de las indicadas, es decir no son de mando ni obediencia, ni se aspectan, ni de la misma fuerza, ni tienen conexión por aspecto, oposición, trígono o cuadratura.

Tales puntos inconexos son los que distan UNO o **CINCO** *signos: los distantes un solo signo no se aspectan por hallarse inclinada una de las partes sobre otra.*
Los que distan cinco signos tampoco se aspectan, pues no dividen al círculo en partes iguales, como lo hacen las figuras de los aspectos".

Del siguiente capítulo es posible que se derive el otro nombre que se le da al Quincuncio que es *INCONJUNTO*.

Libro III. Capitulo XII: "Impedimentos y enfermedades del cuerpo del nativo"

"Como se quiera averiguar en forma general hay que analizarlos viendo ambos ángulos del horizonte, el ascendente y el descendente, esto es el descendente en sí y la casa que lo precede, **INCONJUNTA** *con el ascendente."*

Al decir casa precedente al descendente se está refiriendo a la casa VI que es la casa de la salud y enfermedades entre otros simbolismos; el trabajo, los sirvientes, animales de trabajo, el servicio a los demás, en la antigüedad algún astrólogo la denominaba la casa de la esclavitud.

Jean Baptiste Morín de Villefranche[iii]
23/2/1583- 6/11/1656

En su obra Astrología Gálica[iv] tomo XVI, Capítulo IV relata Morinus:

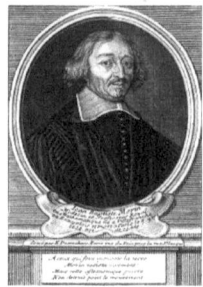

Cuántos son los aspectos astrológicos y cuál es la proporción angular de cada uno: cuáles son simples y cuáles compuestos.

*"Pero, después de que **yo** llevara ya muchos años observando la fuerza del semisextil y **quincuncio**, por fin **Kepler** en los prefacios de sus efemérides, advirtió que muchas veces había observado esa misma fuerza en las constituciones*

aéreas, aunque no había podido deducir el origen de estos aspectos de su teoría de los armónicos."

"*Y, para que se vea bien a las claras cuántas dudas tuvo* **Kepler** *en ese tema, léase su prefacio para las efemérides del año* ***1617****. Allí, tras decir que salvo los aspectos corrientes de sextil, cuadrado, trígono y oposición, no admitía más que el quintil de 72 grados, el biquintil de 144 y el semisextil de 30, a continuación expone: "Igualmente, al observar una y otra vez las circunstancias atmosféricas,* **me ha parecido que también el quincuncio de 150 grados era muy eficaz**".

Y de nuevo lo recomienda en el prefacio para las efemérides del año ***1620****."*

"*Así pues* **Kepler** *juega a mi favor en cuanto al semisextil y el* **quincuncio,** *porque me ratifica en mi esfuerzo por introducirlos, pero personalmente rechazo como ficticios su quintil, biquintil, sesquicuadrado y todos los otros que no tienen lugar alguno en la división duodenaria del círculo anteriormente expuesta.*"

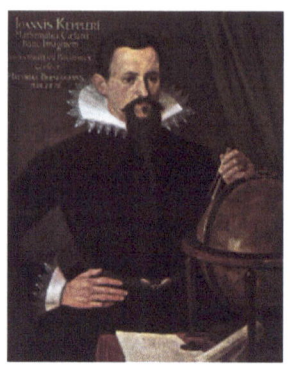
La obra de Morín: **"Astrología Gálica"** fue publicada en 1661 en La Haya, cinco años después de su muerte, entonces, a pesar de que Morín reclama que él había utilizado el Quincuncio, en realidad, como el propio **Morín de Villefranche** señala, el primero que hace anotaciones acerca de éste aspecto, fue **Kepler**.

El astrólogo **Johannes Kepler** nació en Weil der Stat, Alemania el 27/12/1571 y murió en Ratisbona, Alemania el 15/11/1630.

Como leímos en Astrología Gálica, publica sus observaciones del quincuncio en el prefacio para las efemérides del año 1617 y 1620.

Capítulo 3. Interpretación del Quincuncio

En este aspecto los signos implicados no tienen relación uno con otro. No comparten la misma cualidad ni el mismo elemento, ni son ambos activos o pasivos. Sin nada en común, es mucho más difícil integrar estas fuerzas, y este aspecto exige muchos reajustes. El quincuncio exige un cambio de actitud, un cambio de hábitos y la necesidad de ajustarse a las condiciones indicadas por los planetas y las casas en cuestión. La salud y las finanzas suelen hallarse a menudo implicadas de algún modo en ese aspecto.[v]

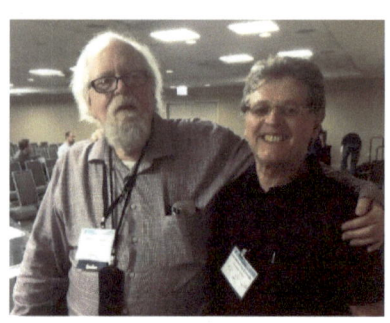

El autor con Robert Hand en Chicago. UAC 2018

No podemos dejar de citar las brillantes conjeturas del astrólogo **Robert Hand**[vi] en su libro:

Los Símbolos del Horóscopo (Pag.144).

"Los semisextiles y los quincuncios combinan la naturaleza pasiva de la serie del tres con la tensión y el sentimiento de incomodidad típicamente asociados con las cuadraturas. Se podría decir que representan conexiones entre entes que no tienen conexión lógica, y no parece que haya suficiente energía para cambiar la relación."

"Pero las dificultades indicadas por el semisextil y el quincuncio no son de aquellas de orden cósmico que convierten la vida en una tragedia. Estos aspectos representan tensiones y dificultades molestas, pero generalmente demasiado triviales y entretejidas en la trama de la vida cotidiana para que el cambio valga la pena. La excepción a esto es que, de acuerdo con muchos investigadores, parece haber una conexión entre los quincuncios, las enfermedades y la muerte."

"El problema usual con estos aspectos es que sus efectos negativos son tan sutiles y están tan entretejidos en la estructura de nuestro propio ser que no nos dejan ver con claridad lo que sucede."

Pag.345: "El quincuncio. La relación establecida por el quincuncio es similar a la del semisextil, salvo que la ambigüedad es mayor y la medida en que las dos casas se integran menos.

Con frecuencia parece que las casas en quincuncio **se limitaran recíprocamente**, *creando una especie de equilibrio negativo en el que ninguna* *de las dos puede operar con eficacia. A diferencia de la cuadratura, que obliga de manera quizá desagradable, pero muy útil a poner a prueba y a concretar los asuntos de las casas que afecta, el quincuncio puede llegar a un estancamiento en el que ninguna de las dos casas, puede funcionar con eficacia y no se hace ningún progreso. Solo un tremendo esfuerzo de autoconciencia puede revelar el hilo que une las dos casas, y para que la relación pueda ser útil, es preciso encontrar ese hilo.*

Ejemplos: los casos clásicos son los quincuncios primera-sexta y primera-octava. Si se ve la casa 1 como nuestra capacidad para influir en nuestro entorno, la 6 muestra las limitaciones que impone la necesidad a nuestra libertad de hacerlo, y la 8 es el abandono del Ego que amenaza con desbaratar nuestra manera habitual de enfrentarnos con el mundo. Es fácil ver como las relaciones entre estas casas pueden desembocar en un callejón sin salida. Posiblemente habrá limitaciones que nos molestarán a menudo sin llegar a detenernos, y el miedo de fracasar puede, de hecho, hacer que nos limitemos a maneras ineficaces de enfrentarnos con el mundo.

De la misma manera, si la casa 1 es el cuerpo físico, entonces la 6, en su aspecto de enfermedad, limita las actividades del cuerpo, pero al mismo tiempo es un intento de restablecer su equilibrio. A menos que se lo vea de ese modo, es fácil llegar a quedarse atascado en pequeñas dolencias crónicas que frenan y limitan en alguna medida a un cuerpo que constantemente trata de recuperarse. Este a su vez, puede desaprovechar una transformación importante (octava casa) que lo liberaría, pero que destruiría al mismo tiempo su manera establecida de interaccionar con el entorno."

"Casas en Quincuncio a menudo parecen limitarse recíprocamente".

Me gusta más esta definición, porque en lugar de hablar de discapacidad o ignorancia, **Hand** habla de limitaciones.

El Quincuncio y el Armónico 12.

12 es el Número de la División Celestial

Cuando hablamos de quincuncios, llegamos con el semi-sextil, un aspecto que tampoco está conectado por calidad ni elemento. Ambos aspectos pertenecen al armónico 12.

En la astrología védica, un tipo de gráfico armónico número 12 se llama Dwadasamsa, ya que está relacionado con la división de doce sectores en cada signo, también conocido como:

Duodecatemoria.

Da indicios en este tipo de Astrología de las bendiciones recibidas por parte de los padres del nativo.

Capítulo 4. Quincuncios Naturales entre los Signos

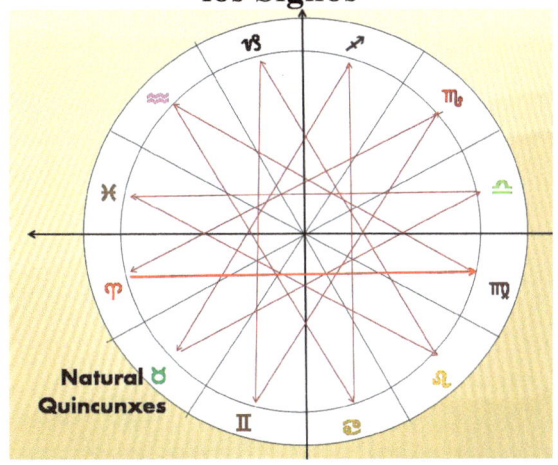

Si ponemos a Aries en el ascendente y dibujamos líneas a 150 grados de distancia, comenzando en 15 grados de Aries, tenemos los siguientes quincuncios naturales: **Aries -Virgo, Virgo - Acuario, Acuario - Cáncer, Cáncer - Sagitario, Sagitario - Tauro, Tauro - Libra, Libra - Piscis, Piscis - Leo, Leo - Capricornio,**

Capricornio - Géminis, Géminis - Escorpión y Escorpio - Aries.

Cuando terminamos las líneas, nos damos cuenta de que hemos dibujado una estrella de 12 puntas.

Es útil tener en cuenta estos quincuncios naturales, porque aunque no estén trazados específicamente en una Carta Natal, siempre hay una relación entre los órganos y tejidos que rigen los signos involucrados.

Capítulo 5. Anticias y Contranticias

Las **Anticias** son puntos en espejo ubicados desde el eje Cáncer - Capricornio, por eso también se llaman Puntos Solsticiales, si hay un planeta en Anticia con otro, la interpretación es similar a la conjunción, para saber qué tipo hay que analizar la naturaleza de cada planeta y su posición por signo y casa.

Las **Contranticias** o Puntos Equinocciales, son similares, pero desde el eje Aries – Libra. Cuando dos planetas se hallan en Contra-anticia, su interpretación es similar a la Oposición.

Pero siempre hay que considerar la naturaleza de los planetas involucrados, como sucede con los Quincuncios, si revisas la tabla que pongo más abajo, comprenderás que algunos de los signos que están en Quincuncio, también pueden formar una Anticia o Contranticia, dependiendo el grado en que se hallen los planetas.

Ejemplo: En seguida presento la Carta Natal de **David Carradine**; Nació el 8 de diciembre, 1936 a las 12:00 pm en Hollywood, CA.

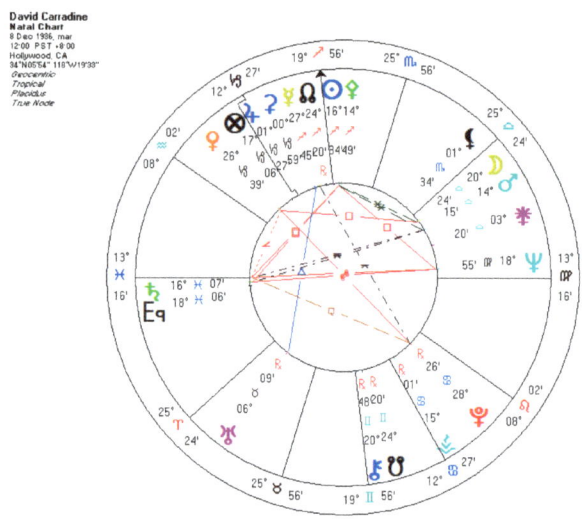

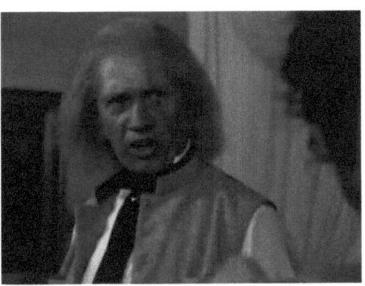

David Carradine en la serie de televisión *"Norte y Sur"*. Su papel de Justin[vii], nos habla muy bien de su escondida personalidad expresada en los Quincuncios.

En su Carta Natal podemos ver dos planetas en Quincuncio que también están en **Antiscia**, lo que significa que también están en conjunción.

Estoy hablando de **Marte** 14° **Libra** 15′ y **Saturno** 16° **Piscis** 07′ muy cerca del ascendente.

Teniendo en cuenta que ambos planetas son maléficos, entonces el quincuncio / conjunción por Antiscia, tiene que ver con el miedo; **Saturno**, por eso a veces se comporta de manera agresiva contra otros (casa VII), especialmente socios y pareja, probablemente percibía a los demás como una amenaza. Pero también **Saturno** le dio la tenacidad para recuperarse de la adicción al alcohol, véase **Neptuno** en oposición a su ascendente. Este Quincuncio / conjunción le dio una especie de personalidad bipolar.

El otro quincuncio **Plutón-Mercurio**, tiene que ver con sus placeres extravagantes y la forma misteriosa de morir, tal vez asesinado, porque no creo la historia de la asfixia autoinflingida por propósitos eróticos. No a los 72 años de edad.

El caso es que en este libro no analizaremos su historia, por interesante que parezca.

Signos en Anticia (similar a conjunción):

Capricornio - Sagitario
Acuario - Escorpio
Piscis - Libra, también en quincuncio/conjunción
Aries – Virgo, también en quincuncio/conjunción
Tauro - Leo
Géminis - Cáncer

Signos en Contranticia (similar a oposición):

Aries - Piscis
Tauro - Acuario
Géminis - Capricornio, quincuncio/oposición
Cáncer - Sagitario, quincuncio/oposición
Leo - Escorpio
Virgo - Libra

Las Contrantiscias funciona de manera similar, pero tengan en cuenta que el quincuncio **Géminis - Capricornio** y **Cáncer - Sagitario** también funcionan como una oposición, que a veces un planeta gana ya veces el otro, o se alternan o se complementan entre sí.

Capítulo 6. Análisis de los Quincuncios básicos

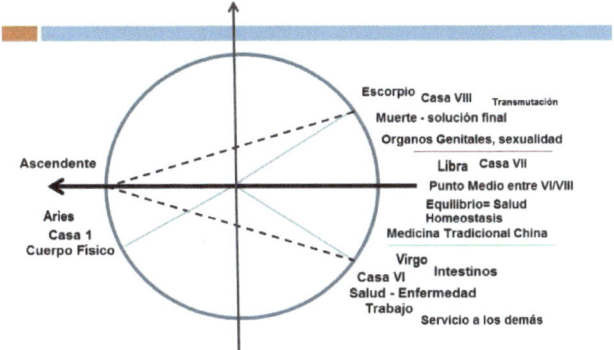

Quincuncio de Aries a Virgo o de Casa 1 a Casa VI.

Sabemos que la casa 1 representa el cuerpo físico del nativo, por lo que esta casa es muy importante en la Astrología Médica, así como la casa VI, que representa la salud, la enfermedad y el trabajo. Aquí podemos ver la sabiduría contenida en la casa VI, que nos dice que si usted no está satisfecho con su trabajo, se va a enfermar. Suele suceder, que cuando el trabajo o profesión de los enfermos a menudo no tienen la vocación para desempeñar su trabajo habitual, por lo general terminan con algún tipo de enfermedad. Quizás son médicos o abogados sólo porque sus padres o abuelos eran, pero su vocación se encuentra en otra parte.

El Quincuncio de Escorpio a Aries, 8ª casa a casa 1.

La octava es la casa de la muerte, la solución final a un problema de salud.

Signo es co- gobernado por Plutón, el planeta de grandes cambios, transformación y transmutación. **"Cambiar o morir"**, dice el Dios del inframundo.

Las casas VI y VIII están en sextil el uno al otro y si dibujamos los dos quincuncios desde allí al ascendente, formamos Yod o Dedo de Dios. Un dedo que nos señala, amenazando el cuerpo físico del nativo, lo que implica que los Quincuncios son como advertencias en nuestra carta natal. A veces, cuando encontramos Yods en una carta natal, sabemos que la solución al problema involucrado puede encontrarse en el punto medio del sextil (o semi-sextil). En este caso, el semi-sextil nos conduce al signo de Libra, que significa equilibrio.

Libra, además de los riñones, gobierna lo que se llama homeostasis, que es la función vital que regula nuestro organismo; Por ejemplo, los niveles de glucosa en sangre están regulados por dos hormonas, la insulina y el glucagón; La temperatura del cuerpo está regulada por la termorregulación, que es el equilibrio entre la pérdida y la ganancia de calor.

La clave para la salud es el equilibrio y se encuentra en el punto medio entre la sexta y la octava casas o el semisextil.

Ambos aspectos pertenecen al armónico 12, que está profundamente involucrado en la salud y las enfermedades.

También se clasifica bajo el signo de Libra la **Medicina Tradicional China**, que tiene como objetivo equilibrar nuestro organismo, encontrar el equilibrio entre **Yin / Yang, exceso / deficiencia, Interno / externo, caliente / frío**, pero voy a hablar de esto más tarde.

Capítulo 7. El Quincuncio. Clave de la Fisiología Humana

Como les voy a comprobar a continuación, usando la Teoría del Yin y Yang y la Teoría de los Cinco Elementos de la Medicina Tradicional China (TCM).

Medicina Tradicional China es tan sabia y ancestral como la Astrología

Elegí practicar Medicina Tradicional China porque no se puede confiar en la Medicina Occidental, ya que sólo tiende a hacer desaparecer los síntomas y ni siquiera presta atención a la situación emocional de los pacientes.

La Medicina China considera el todo y siempre encuentra una buena explicación para el origen de la enfermedad.

El objetivo del tratamiento médico tradicional chino es equilibrar el cuerpo, por lo tanto, está clasificada bajo el signo de Libra.

Teoría del Yin y el Yang

El Yin y el Yang son las reglas del Universo.
Su Wen[viii] Capítulo 8.

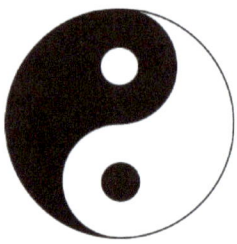

- El Universo se manifiesta por dos aspectos contrarios y a la vez complementarios.

- Desde tiempos ancestrales esto es sabido en todas las culturas.

- La Astrología también considera este principio por medio de la clasificación de los signos en positivo o negativo además de otros antagonismos como el Sol y la Luna, Marte-Venus, Júpiter-Saturno, etc.

Observe que los signos opuestos pertenecen a la misma polaridad. Uno se inclinaría a pensar que pertenecen a una polaridad diferente, pero no es así.

Así como los astrólogos clasificamos el universo en doce signos, la Medicina Tradicional China lo clasifica en cinco elementos.

Los elementos son: **Madera, Fuego, Tierra, Metal y Agua**.
En esencia son similares a los cuatro elementos que conocemos en Astrología, solo que los chinos

Incluyen el quinto elemento, la **Tierra** que equivale al centro, no es análogo al elemento Tierra de la astrología:

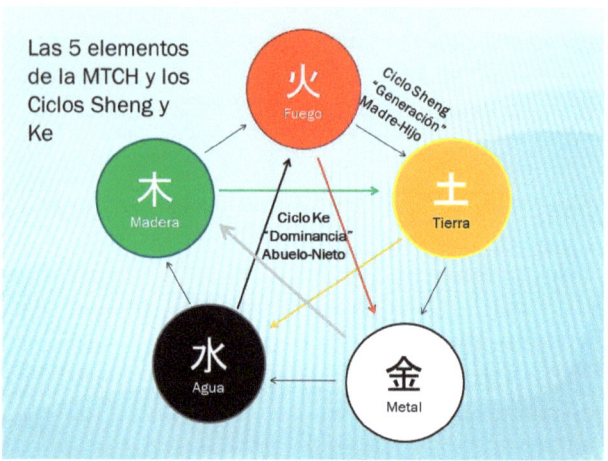

Para efectos prácticos, los cinco elementos se representan de la siguiente manera:

Las flechas indican el ciclo Sheng de creación y el ciclo Ke (ko) de dominancia.

El ciclo **Sheng** también se le conoce como el ciclo de **madre-hijo**, esto quiere decir que uno alimenta energéticamente al otro: la **Madera** alimenta el **Fuego**; el **Fuego** alimenta la **Tierra**, la **Tierra** al **Metal** y el **Metal** al **Agua**, y el **Agua** alimenta a la **Madera**.

El ciclo de dominancia (flechas internas) es conocido como **abuelo-nieto**. **Madera** domina la **Tierra**, la **Tierra** domina al **Agua**, el **Agua** domina al **Fuego**, **Fuego** domina al **Metal** y el **Metal** domina a la **Madera**.

El quincuncio, aspecto de 150° se asemeja al ciclo de dominancia; ABUELO-NIETO como lo vamos a ir corroborando a lo largo de este trabajo.

En China, la persona más respetada en la familia es el abuelo, el que se encarga de disciplinar a los más jóvenes.

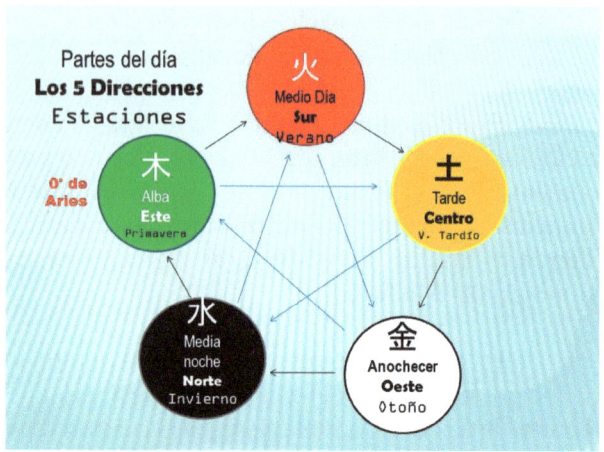

Comienzo siempre por el elemento **Madera**, ya que en otras analogías, la **Madera** está asociada con la primavera, donde al igual que en Astrología (equinoccio de primavera) ahí es donde todo comienza.

En las siguientes gráficas, tenemos más analogías asociadas a cada elemento, entre ellas los órganos (Yin) y las vísceras (Yang). Para no confundirnos, les pongo distinto tipo de letra.

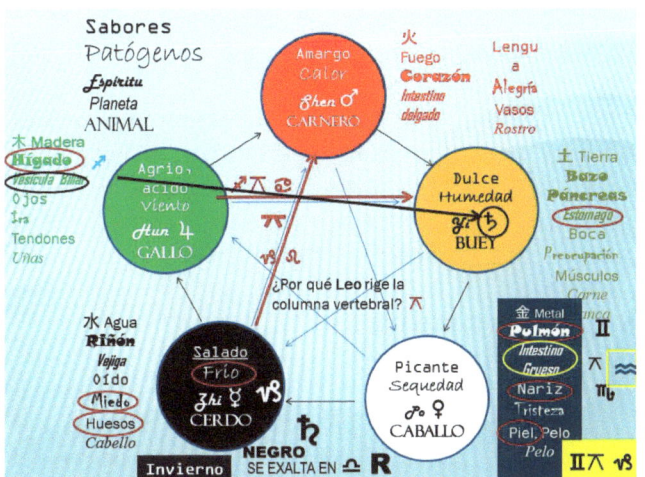

Aquí nos damos cuenta de porque también esta teoría se le conoce como los cinco movimientos 五行 WuXing.

Al final de éste capítulo, viene una tabla con algunas analogías de los 五行 WuXing; Los Cinco Movimientos.

Aquí es donde viene lo interesante, la comprobación de la relación del quincuncio con la fisiología humana, así que vamos buscando donde encajan los quincuncios.

Comienzo por la base, la **estructura** que es el Riñón o el elemento **Agua**, cuya pareja Yang es la Vejiga, su color es el **negro**, su emoción el **miedo**, su estado climático así como el patógeno principal es el **frío**, por tanto la estación es el **invierno**.

Por ser la estructura, los **huesos** también le están asociados.

Revisemos las palabras claves en negrillas asociadas al Riñón / **Agua**; ahora utilicemos el criterio astrológico y díganme de quien estamos hablando. Pues claro que de **Saturno**: **negro**, **miedo**, **huesos**, **frío**, **invierno** y por consiguiente del signo de **Capricornio**, por cierto que **Saturno** se exalta en **Libra**, signo que como sabemos rige los riñones.

Capricornio hace Quincuncio con **Leo**, signo que rige el corazón.

En la MTCH, el **Agua** domina al **Fuego**, o sea que el **Agua** controla o regula al **Fuego** del corazón, es muy notorio que cuando el **Agua** está débil, el **Fuego** se exacerba, lo que quiero decir es que cuando un paciente tiene una debilidad de la energía del riñón, habrá problemas del corazón, como ejemplo tenemos al diabético, en ésta enfermedad, el órgano más atacado es el riñón, por consiguiente, va a haber problemas de corazón (palpitaciones, hipertensión, etc.) donde el diabético, finalmente morirá por insuficiencia cardiaca.

Se han preguntado alguna vez ¿Por qué **Leo** rige la columna vertebral?

La respuesta puede estar en el Quincuncio **Capricornio - Leo**, independien- temente que **Capricornio** rige la parte ósea.

El hígado está asociado al elemento **Madera** donde entran los vegetales en general, su color es el **verde**, su emoción la **Ira**, el órgano Yang o sea la víscera es la **Vesícula Biliar**, el planeta que tienen los chinos para este elemento no por casualidad es Júpiter, el planetas más grande y el hígado es el órgano más grande del cuerpo humano, los **ojos** son la ventana del hígado y también tiene que ver con los tendones y el cuello, su patógeno es el viento.

En **Astrología Médica**, se le da a **Sagitario** la regencia del hígado; **Sagitario** está en Quincuncio con **Cáncer** que rige el estómago.

Dice la MTCH que el hígado / vesícula biliar dominan al bazo / estómago; hígado domina al bazo ambos órganos **Yin** (cerrados) y vesícula biliar domina al estómago víscera **Yang** (abierta).

Más o menos lo que ocurre con el quincuncio que hay entre **Sagitario** que rige el hígado y **Cáncer** que rige el estómago y al **bazo** por posición anatómica, en realidad muchas de las funciones del bazo caen bajo la regencia de **Virgo**, en especial la selección de los "líquidos claros" de los "líquidos obscuros", **Virgo** analiza y selecciona los nutrientes energéticos durante el proceso digestivo, para después hacerlos llegar al Pulmón, por eso verán que el Pulmón tiene forma de campana, para captar el **Qi** (chí), pero eso es hablar de la fisiología de la MTCH que no nos compete en éste libro.

Hablemos ahora de la vesícula biliar, la pareja del hígado, que componen ambos el elemento **Madera**, en **Astrología Médica**, este órgano está regido por **Capricornio** y por **Saturno**, y si ven el diagrama de los cinco elementos, vemos que a través del ciclo de dominancia (quincuncio) llega al elemento **Tierra** donde vamos a encontrar que el planeta que los chinos asocian con la **Tierra**, es precisamente **Saturno**.

Otro Quincuncio: dice la MTCH "La nariz es la ventana del Pulmón" los pulmones caen bajo la regencia de **Géminis**, éste tiene un quincuncio natural con **Escorpio**, signo que tradicionalmente rige la nariz; ¿sabías porque **Escorpio** rige la nariz?... ¡Qué tiene que ver **Escorpio** con la nariz! De nuevo la respuesta está en el quincuncio.

De igual manera, la piel se asocia en el elemento **Metal** con el Pulmón y el Intestino Grueso, en astrología, tradicionalmente, es **Capricornio** el regente de la piel, existe un quincuncio natural entre **Capricornio** y **Géminis**, ahí está la asociación piel/pulmón que dice la Medicina Tradicional China, siempre llena de sabiduría.

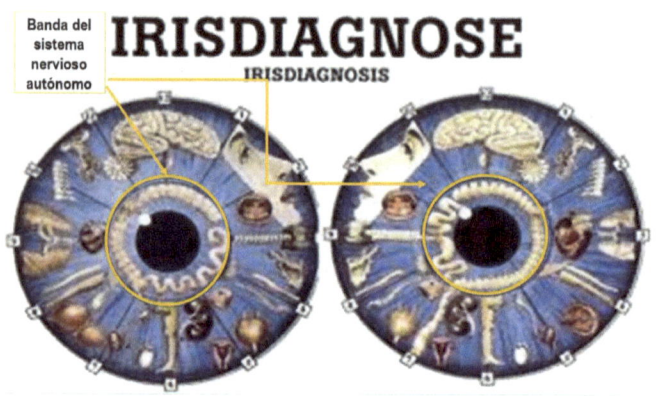

El siguiente es el quincuncio que hay entre **Virgo** y **Acuario**, este tiene que ver con la relación que existe entre el sistema nervioso y el Intestino grueso, para demostrar esta relación, me voy a la gráfica iridológica.

Ésta es una de las primeras gráficas iridológicas, vemos el colon ascendente del lado izquierdo (corresponde al ojo derecho del paciente) pegado al círculo interior que se denomina **"Banda del Sistema Nervioso Autónomo"** la parte superior es el colon transverso que va del ojo derecho (a su izquierda) hacia la parte superior del circulo interior en el ojo izquierdo, donde baja el colon descendente, por las 2- 4 Hrs., entre 5 y 6 el sigmoides, después el recto y ano (7), en nuestro propio iris, (ojos) la ventana del hígado, podemos comprobar la relación tan importante que existe entre el sistema nervioso y el intestino grueso.

Esto en la carta natal, lo vamos a detectar por medio del quincuncio que existe entre **Virgo** y **Acuario**, como en el **Caso # 1** del bebé con insomnio, ahí está muy claro el problema que no lo deja dormir.

Las Cinco Emociones.

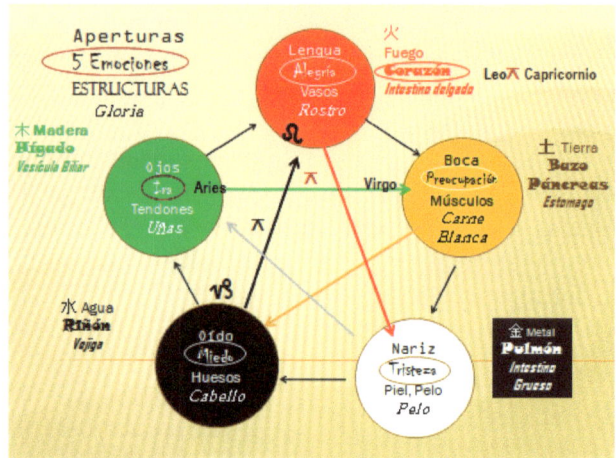

Las cinco emociones como vemos son: Ira en **Madera**, Alegría en **Fuego**, Preocupación en la **Tierra**, Tristeza en el **Metal** y Miedo en el **Agua** como vemos en seguida:

La Ira desde luego se la vamos a dar a **Aries**, no solo porque como sabemos, los nativos de ese signo tienen fama de que pierden fácilmente la paciencia, sino porque como había mencionado antes, el elemento **Madera** se asocia con la primavera, por tanto con el **0 de Aries**.

Pues bien, dice la teoría de los cinco elementos y aparte hay una sección de manejo de las cinco emociones en el ***"Huang Di Nei Jing"*** "El Canon de Medicina Interna del Emperador Amarillo[ix]", uno de los libros más antiguos de medicina china. Se dice entonces que la Ira domina la preocupación (línea verde), la preocupación domina al miedo (línea amarilla), el miedo domina la alegría (línea negra), la alegría domina la tristeza (línea roja) y la tristeza domina a la ira (línea gris).

Estamos hablando de Quincuncios, recuerdan que les dije que el Quincuncio se asocia con el ciclo **Ke** de dominancia.

Vamos a traducirlo a términos astrológicos: **Aries** / Ira Quincuncio con **Virgo** / Preocupación (línea verde), estarán de acuerdo conmigo que **Virgo** es el más *preocupón* de todos los signos.

El miedo esta principalmente en **Capricornio**, el miedo domina la alegría, Quincuncio de **Capricornio** a **Leo**, (línea negra).

Como **Saturno** también es depresivo, podemos afirmar que la alegría, emoción asociada con el corazón / intestino delgado domina la tristeza, aquí vemos que entra en operación el Quincuncio entre **Géminis** (Pulmón / tristeza) y **Capricornio**, el signo más depresivo o sea que es digamos un grado más que esa tristeza que manifiesta sabiamente la MTCH.

Capítulo 8. Ejemplo de cómo sanar por medio de la terapia emocional

En el libro **"Los Anales de los Tres Reinos"**, viene documentado un caso del célebre médico **Hua Tuo:**

*El doctor **Hua Tuo**, trató a un funcionario público quien enfermó durante mucho tiempo, estaba deprimido, sin querer dialogar con nadie y se mostraba triste.*

Después de su diagnóstico, el Dr. Hua Tuo consideró que había que aplicarle una terapia psíquica: **enfadarlo mucho**.

*Entonces **Hua Tuo** comía y bebía del funcionario y le exigía mucho dinero y bienes sin tratar en serio la enfermedad.*

Aquel señor se enojó mucho, poco después el famoso médico se fue sin decirle nada al paciente, solo le dejó una carta llena de insultos. Al leer la carta el importante señor se puso furioso y envió a su tropa a perseguir y matar al médico.

*Cuando regresaron sus soldados le comunicaron que nunca pudieron darle alcance a **Hua Tuo**, se puso tan furioso que escupió sangre negra.*

A partir de ese momento, comenzó a sentirse muy bien, hasta recuperarse por completo.

*"El enojo eleva el **Qi** (chi), cuando el **Qi** circula, la sangre fluye. La sangra estancada es excretada y la enfermedad desaparece".*
Hua Tuo.

Este es un ejemplo de cómo se puede aplicar una terapia a través de las emociones, basada únicamente en el ciclo Ke de dominancia o el ciclo Sheng, para lo cual, debemos conocer con profundidad la 五行 (wǔxíng), Teoría de los Cinco Elementos.

Tabla con algunas analogías de los WuXing Cinco Movimientos

MTCH Analogias	Madera	Fuego	Tierra	Metal	Agua
Parte del Día	Amanecer	Medio Día	Tarde	Anochecer	Media Noche
P.Cardinal	Este	Sur	Centro	Oeste	Norte
Estación	Primavera	Verano	Verano Tardío	Otoño	Invierno
Organo	Hígado	Corazón	Bazo/Pancreas	Pulmón	Riñón
Viscera	Vesícula Biliar	Intestino Delgado	Estómago	Intestino Grueso	Vejiga
Aberturas	Ojos	Lengua	Boca	Naríz	Oido
Esructuras	Tendones	Vasos Sanguineos	Músculos	Piel	Huesos
Emociones	Ira	Alegría	Preocupación	Tristeza	Miedo
Gloria	Uñas	Rostro	Carne	Pelos	Cabello
Sabor	Ácido	Amargo	Dulce	Picante	Salado
Patogeno Ext.	Viento	Calor	Humedad	Sequedad	Frío
Planeta	Júpiter	Marte	Saturno	Venus	Mercurio
Color	Verde	Rojo	Amarillo	Blanco	Negro

Los casos que se presentan a continuación son reales, solo me voy a limitar a hablar de los quincuncios.

Capítulo 9. Astrología Médica. Casos reales

Caso No. 1. Bebé con insomnio.

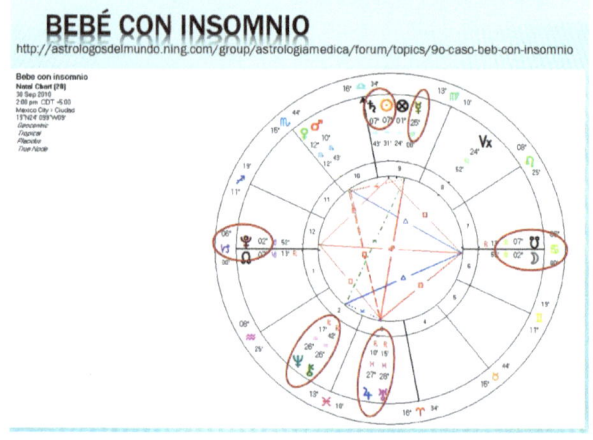

¿

Recuerdan la relación que existe entre los **Virgo** y **Acuario**?

Esto fue explicado con la gráfica iridológica, donde veíamos la relación tan estrecha entre el colon, regido por **Virgo** y el sistema nervioso regido por **Acuario**.

En la carta natal del bebé, vemos en Quincuncio a **Mercurio** en el signo de **Virgo** con **Neptuno** (sueño) en **Acuario** que está en conjunción partil con **Quirón**. Entonces es en esencia el sistema nervioso el que está causando esta sensación motivado probablemente por algún problema de intestino grueso regido por **Virgo** o bien alguna de las emociones que hemos visto como preocupación (**Virgo**) o alguna otra, por lo que habría que revisar detenidamente los demás planetas en la carta, para

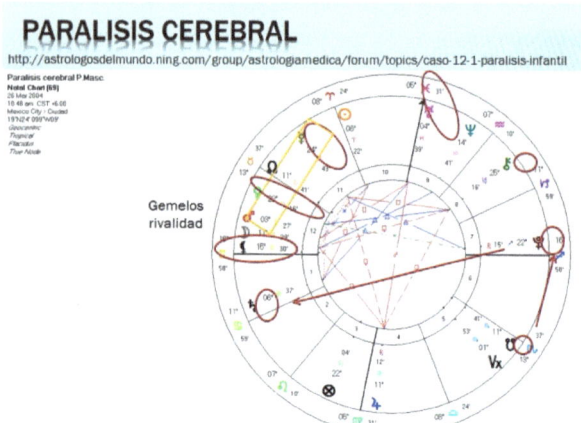

hacerlo, pueden revisar este caso en el siguiente link:

http://astrologosdelmundo.ning.com/group/astrologiamedica/forum/topics/9o-caso-beb-con-insomnio

Caso 2. Parálisis cerebral infantil.

Este caso es sumamente interesante porque se trata de un embarazo gemelar cuyo hermano muere al nacer, la madre no sabía que venían dos hermanos y el segundo es el que sobrevive pero con daño cerebral, lo curioso es la **Lilith** en el ascendente como sabemos esta diablesa se encargaba de matar a los recién nacidos en la mitología.

El Quincuncio va de **Plutón** el señor de la muerte en **Sagitario** signo que rige el hígado a **Venus** en **Tauro**, signo que rige entre otros órganos la jefa de las glándulas, la tiroides, ambos a 22 grados, el ascendente en **Géminis** con **Lilith** ahí puede estar indicando la falta de oxigenación que daño sus neuronas, el regente de **Géminis** en recepción mutua con **Marte**.

Urano que tiene que ver con el sistema nervioso, las neuronas, cerca del **MC** en **Piscis**, más de este análisis se puede ver en:
http://astrologosdelmundo.ning.com/group/astrologiamedica/forum/topics/caso-12-1-paralisis-infantil

Caso 3. Insuficiencia Renal

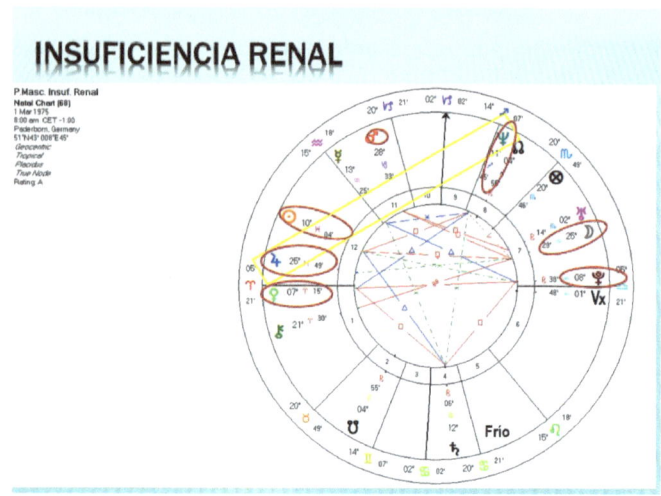

En este caso hay varios quincuncios y todos muy significativos como podrán apreciar, empezaremos por el Yod hacia **Saturno**, en la información previa veíamos que **Saturno** y **Capricornio**, por sus simbolismos, son los que más se asocian con el simbolismo del elemento **Agua** (Riñón / Vejiga) de la MTCH vemos adicionalmente que **Saturno** es el planeta más aspectado, a donde confluyen los aspectos de varios planetas.

También vemos dos quincuncios desde el signo de **Libra** que rige los riñones, uno es **Plutón** en Quincuncio con el **Sol** del paciente, además en oposición a **Venus**, que también tiene que ver que estos órganos y al ascendente. **Venus** está en el signo de su Detrimento.

El otro quincuncio también desde **Libra**, es hacia **Júpiter**, ambos en casa 12 que tiene que ver con enfermedades largas y hospitalizaciones.

Uno de los síntomas principales de este paciente es que es muy sensible al frío, el patógeno del riñón, quizás esto en parte tenga que ver con que **Marte**, a pesar de que esta exaltado en **Capricornio**, es un planeta que está solitario, sin aspectos.

Pueden seguir leyendo el análisis astrológico de este caso en:

http://astrologosdelmundo.ning.com/group/astrologiamedica/forum/topics/caso-12-insuficiencia-renal

Caso 4. Epilepsia, paciente femenino

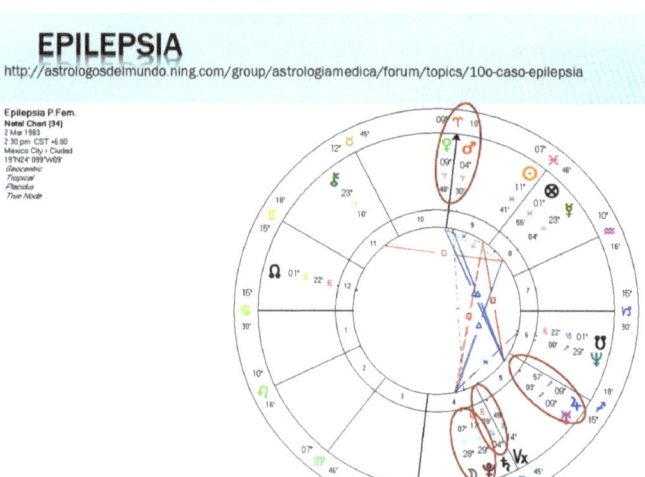

El Quincuncio en esta Carta Natal esta entre **Marte** en **Aries**, signo regente de la cabeza y **Saturno** en el signo de **Escorpio**, regente de la vejiga entre otros órganos y tejidos.

La cabeza en la Medicina China está representada en el elemento **Fuego**, mismo que se asocia con el corazón.

Riñón y Vejiga, pertenecen al elemento chino **Agua**, que tiene mucho que ver con la alimentación energética de la cabeza y el *"Mar de la Médula"* o sea el cerebro.

Parte de esta explicación la vamos a comprender mejor si conocemos el meridiano de la vejiga o Zú Tài Yang, éste comienza en el lagrimal de cada ojo y asciende por la cabeza, baja por la espalda hasta el dedo pequeño del pié donde termina en V-67.

Tenemos a la conjunción de **Luna / Plutón** en el signo de **Libra** y desde luego que si hablamos de epilepsia, seguramente **Urano** y el signo de **Acuario**, deberían estar involucrados.

Mercurio exaltado en **Acuario**, recibe un trígono precisamente de la conjunción **Luna- Plutón**.

Urano presenta una conjunción partil con **Júpiter** en su regencia, el signo de **Sagitario**, ambos que rigen el hígado.

La **Madera** alimenta el **Fuego**, así que podemos afirmar que el Hígado es la madre del Corazón, entonces el exceso de energía descrito en la conjunción **Júpiter / Urano**, afecta el cerebro.

Podemos observar la desconexión del cerebro a través del sextil **Plutón – Neptuno** en la casa VI, ambos en grado 29.

La **Luna** siempre está involucrada en los ataques epilépticos, ya que influye en el electromagnetismo de nuestro organismo así como en los líquidos orgánicos. Estudios efectuados acerca de esta enfermedad, indican que durante la **Luna** nueva o **Luna** llena, se incrementan los ataques de epilepsia.

La posible solución para este caso es por supuesto la acupuntura, donde podemos utilizar el punto de sedación del meridiano del hígado.

Capítulo 10. Tránsitos Quincunciales

Antes de pasar al siguiente ejemplo, quiero enfatizar los tránsitos en Quincuncio, especialmente cuando un planeta hace un quincuncio a su propia posición natal.

Siempre habrá quincuncio en tránsito de cualquier planeta sobre otro, pero son más fuertes cuando un planeta en particular forma un Quincuncio consigo mismo, esto dependerá de cada planeta y su propia velocidad, por lo que sólo estoy considerando los planetas más lentos.

Comenzando con **Júpiter**, el más rápido de los planetas lentos.

Sería conveniente que todos hagamos este ejercicio, se puede utilizar un software astrológico en el que puede utilizar las dos ruedas, en el centro se coloca la Carta Natal y la rueda exterior el tránsito en movimiento, y se busca el Quincuncio del planeta a sí mismo, anota la fecha en que se da y compararlo con un evento importante en tu vida.

El primer Quincuncio va hacia adelante y el segundo es el que viene de regreso, como se mencionó anteriormente en la página 13, así que recordemos en qué signo y grado tenemos **Júpiter**, **Saturno** y **Urano**, sobre **Neptuno** quizás sólo logremos vivir el primer Quincuncio hacia adelante, difícilmente viviremos el Quincuncio de regreso, lo mismo ocurre con **Plutón**, que a causa de su excéntrica órbita puede tardar por lo menos 85 años, para formar el primer Quincuncio, casi un retorno de **Urano** a través de los doce signos del zodíaco.

Quincuncio Júpiter - Júpiter

Como **Júpiter** tarda 12 años en dar una vuelta alrededor del zodíaco, tenemos alrededor de los 5 años de edad el primer Quincuncio, y el de regreso por ahí de los 7 años de edad, la segunda vuelta entre los 16 a 17 años y alrededor de 18-19, el de regreso. El tercero comienza cerca de los 28, coincidiendo con el Retorno de **Saturno**, y el que regresa tiene entre 29 y 30 años de edad, el siguiente comienza alrededor de 40 "La crisis de los 40", que coincide con la oposición **Urano-Urano**, y el Quincuncio de regreso a los 42 años.

Alrededor de 52 años hay otro Quincuncio y el de regreso a los 54 años, el siguiente comienza entre 63-64 años y regresa a 65-66, por 76 años hay otro y volvería cerca de 77-78, el próximo y tal vez el último, para personas longevas a los 88 y de regreso a los 90, pocos tendrán el privilegio.

Los tránsitos en quincuncio de **Júpiter** no son tan molestos y casi siempre pasan desapercibidos. Pero veamos a **Saturno**.

Quincuncio Saturno - Saturno

Saturno debido a su velocidad sólo hace 8 Quincuncios como máximo:
El primero a los 12 años y el de regreso a los 17 años, el segundo Quincuncio ocurre a los 42, "La Crisis de los 40" coincidiendo con la oposición de **Urano-Urano**, segunda oposición **Saturno-Saturno** y el de regreso a los 47 años de edad. El tercer ciclo comienza a los 72 y el de regreso a los 76.

Quincuncio Urano – Urano

Dado que la velocidad de **Urano** para completar una vuelta a través del zodíaco es de 84 años sólo vivimos dos Quincuncios de este planeta, a la edad de 32 años y el de vuelta a los 48.

Cuando hice este ejercicio buscando las fechas de los planetas en Quincuncio, fue muy notable para mí fue el primer quincuncio de regreso de **Saturno**, que ocurrió en 1976, en ese año, mi madre de 42 años dio a luz a la hija de su segundo esposo, mi hermana Diana que nació en ese año, ¿Qué es lo que dice el Quincuncio? Mi madre, **Escorpio**, como saben les gusta callarse las cosas y nunca mencionó su embarazo a sus otros tres hijos, así que solo un día fue al hospital y regresó con un nuevo integrante de la familia, mi hermana de la que soy mayor que ella no menos de 18 años.

Capítulo 11. El Dedo de Dios y el Caso George Harrison

El **Yod** o **Dedo de Dios**, es un aspecto compuesto que consiste en dos Quincuncios que apuntan a un solo punto o planeta y del otro lado ambos Quincuncios están separados por un Sextil; o sea una separación de 60 grados entre ambos.

El **Yod**, desde luego que manifiesta muchísimo más las características del Quincuncio, pero sobre todo que funciona como una advertencia en la Carta Natal de que algo pudiera suceder, como si fuera el Dedo de Dios que nos está señalando en lo que debemos tener precaución, especialmente en temas relacionados con la salud – enfermedad, aquí debemos analizar la naturaleza de los planetas involucrados y qué es lo que nos están queriendo decir.

Nuestro último ejemplo muestra esta configuración, se trata de la Carta Natal de **George Harrison**, el famoso guitarrista de la banda *The Beatles*; también compositor, cantante y productor de música y películas.

> Everything else can wait,
> but the search for God cannot wait,
> and love one another.

George Harrison

George Harrison nació el 25 de febrero de 1943 a las 11:42 PM en Liverpool, Inglaterra.

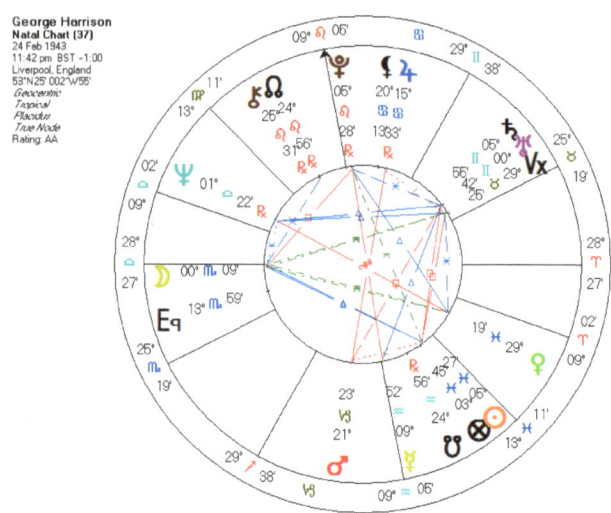

A primera vista, vemos la Carta Natal de un místico, una persona sumamente espiritual; **Luna** en **Escorpio** en conjunción al ascendente, **Sol** en **Piscis** + **Venus** exaltada en **Piscis** y la Recepción Mutua entre **Venus** y **Neptuno** lo que hace esta oposición particularmente poderosa.

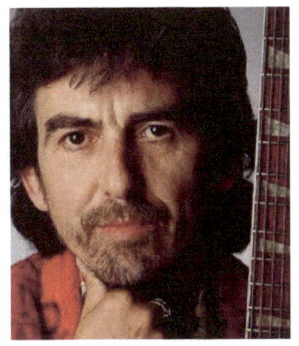

En la obra de **Harrison**, podemos ver lo altamente espiritual que era tan solo en sus canciones, cantó al solsticio de invierno en *"Here Comes the Sun"*, al Creador *"My Sweet Lord"*, *"The Inner Light"* a la Paz en el Mundo *"Give me Love, Give Me Peace on Earth"* y algo que les cuesta mucho trabajo a los nativos del signo de Piscis *"Living in the Material World "* o como muchas veces ellos se sienten *"Stuck Inside a Cloud"* y como dijera en su último álbum ***"Brainwashed "***.

Su **Sol** en **Piscis** está en conjunción con la parte árabe de la fortuna, **Venus** exaltada en **Piscis** representa el arte, el canto y la música, en la casa V, representa todo lo que nos gusta hacer.

Acerca de los Quincuncios en su Carta Natal, vemos que el punto focal del **Yod** es la **Luna** en **Escorpio**, una personalidad reservada que marca a **George**, cediendo su capacidad de liderar, queriendo pasar desapercibido a pesar de su enorme talento como guitarrista y compositor, esto lo podemos deducir del Quincuncio **Venus – Luna**. La **Venus** exaltada en **Piscis**, aparte de que se relaciona con la voz y la música, también es la Inspiración Divina.

Debido a que las casas VI y XII que se relacionan con la salud son muy pequeñas, pero como el Quincuncio es un aspecto que tiene que ver con la salud / enfermedad, la voz de George se fue deteriorando con el tiempo, especialmente después de que **Los Beatles** decidieron separarse, para sus miembros nunca fue nada igual después de la separación.

El otro Quincuncio, el de regreso entre **Urano** en **Géminis** a su **Luna** natal, nos dice precisamente la enfermedad de la que murió; cáncer en el pulmón, órgano regido por **Géminis**.

Recordemos lo que dice la Medicina Tradicional China acerca de la emoción clasificada por el elemento **Metal**, donde también tenemos clasificado al Pulmón (**Géminis**) es el órgano y la víscera es el Intestino Grueso, me refiero específicamente a la tristeza, y si vemos su Carta Natal al depresivo **Saturno** en conjunción a **Urano/Vertex** en la casa VIII, es muy probable que **George** sufría de una tristeza crónica quizás por la pérdida de una persona muy querida de la cual nunca se pudo reponer, siendo la casa VIII, la casa de la muerte, es muy probable que nunca pudo superar ese duelo.

La **Luna** en **Escorpio** todo se calla y prefiere permanecer y sufrir en silencio.

Decíamos anteriormente que el punto medio del sextil (del Yod) es la clave de la salud y el bienestar físico este punto medio se encuentra a los 0° de **Tauro** en oposición exacta a su **Luna** en **Escorpio**, proponiendo que él debería de desarrollar comportamientos apropiados para las personas de **Tauro**, siendo paciente y más relajado y al parecer fue lo que hizo en su vida, recordemos que vivía en

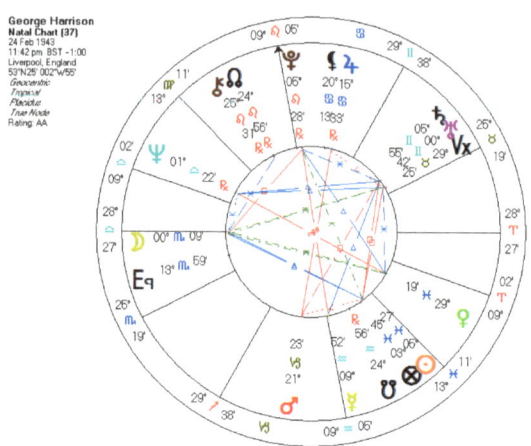

una enorme mansión en el campo, rodeada de bellos jardines donde practicaba su religión dejando de lado el sufrimiento que le puede causar una **Luna** en el signo de su caída... si es que esto fuera posible.

El otro Quincuncio partil en su Carta Natal, es el del **Sol** con **Plutón**, que está en conjunción al **MC** y retrógrado. Si analizamos primero a **Plutón**, sabemos que es un planeta que nos hace ser muy obsesivos y al estar en el **MC**, es obsesión por brillar en público y la fama internacional (Casa IX).

Al **Sol** también le gusta brillar, pero como ambos están en Quincuncio, esa fama no se da con facilidad, destacaron más sus otros colegas de la banda, particularmente **Lennon / McCartney** y las canciones que ellos escribieron, dejando de lado las canciones que **Harrison** compuso.

Con un **Plutón** en MC, en oposición a **Mercurio**, una **Luna** en **Escorpio** en conjunción al ascendente y dos pesados planetas en casa VIII, se ve que **George Harrison** siempre algo temió, y, los miedos siempre se materializan.

Cuando intentaron "sacrificar" a George Harrison

El 30 de diciembre de 1999, Michael Abram, un *supuesto* enajenado mental de 36 años de edad, irrumpió en la casa de los **Harrison** en Friar Park[x] y atacó a **George** con un cuchillo de cocina, perforándole un pulmón (**Urano/Saturno** en

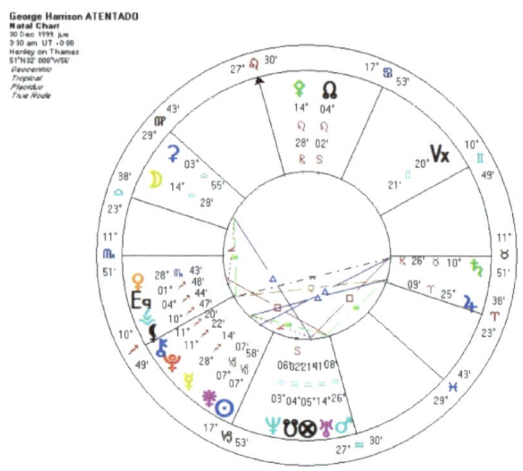

Géminis en VIII) y otras lesiones en la cabeza antes de que su esposa; **Olivia Harrison** incapacitara al agresor golpeándolo repetidamente con un atizador y un lámpara.

Después del ataque, **Harrison** fue hospitalizado con más de cuarenta heridas de arma blanca.

Como dice el reportaje, la carta del tránsito a la hora del atentado, expresa lo mismo. Vemos a la persona que le salva la vida, su esposa **Olivia** (**Olivia Harrison** T18/05/1948, **Ciudad de México**), que la representa muy bien a ella es el asteroide **Juno**, que como sabemos en la mitología es la posesiva esposa de **Zeus**, éste asteroide aparece el día del evento en conjunción al Sol del momento.

Quirón el planetoide que representa las heridas, está en el mismo grado que **Plutón** (muerte), herido de muerte, el asesino perforó uno de los pulmones de George (**Géminis** – Pulmón está en la cúspide de la VIII, casa de la muerte) y otras heridas superficiales, recuerden el Quincuncio que presenta en su carta natal: **Urano** en **Géminis** (pulmones) en VIII (muerte) Quincuncio **Luna** en **Escorpio** (muerte) conjunción al ascendente (cuerpo físico).

En el momento del atentado, hay un quincuncio entre **Saturno** en **Tauro** en casa VI, mismo que también hace oposición al ascendente, el otro extremo del Quincuncio llega a la conjunción **Plutón/Quirón** en **Sagitario**, **Saturno** el que manda matar (figura de autoridad), casi en la cúspide de VII,

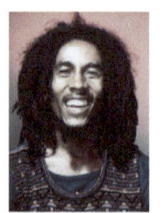 en oposición al ascendente, el asesino **Plutón** y **Quirón**, las heridas casi mortales.

La **Luna** en **Libra**, pasiva, no combativa. Mientras George era atacado, éste recitaba mantras a Krishna, cuando repentinamente su esposa aparece para poner fuera de combate a su agresor.

Algo similar le sucedió a **Bob Marley**; pero esa… es otra historia.

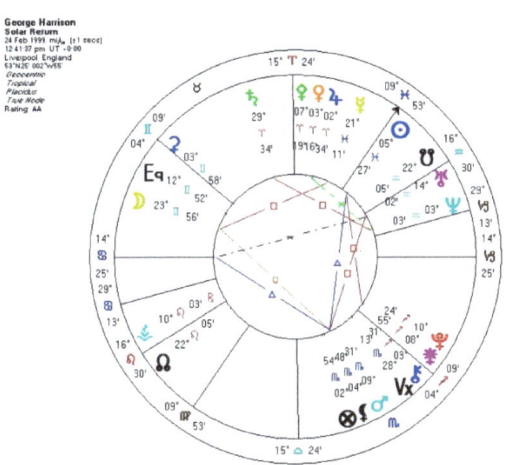

Retorno Solar de 1999

En la carta del Retorno Solar de 1999, vemos otro Quincuncio de **Urano** (situaciones imprevistas, repentinas, súbitas y violentas) desde VIII (muerte) hacia el ascendente.

El intento de homicidio se ve en la cuadratura de **Urano** a **Marte** que se encuentra en su regencia en el signo que representa a los asesinos; **Escorpio**.

Venus en **Aries** convierte a su esposa en guerrera extraordinaria, gracias a la conjunción que tiene con **Júpiter**, lo que le permitió contrarrestar la mala intención del atacante.

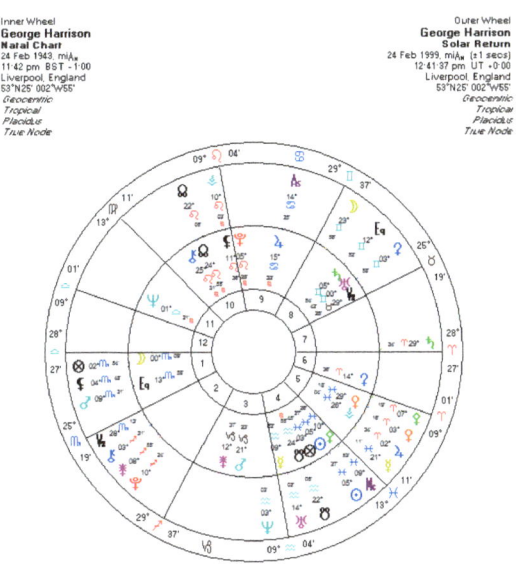

Algo curioso y que pudo haber sido la causa de que **George** pudiera salvarse del atentado es que el ascendente del Retorno Solar esta justamente sobre el **Júpiter** natal de **George** y la Parte de la Fortuna queda sobre su **Luna** natal.

La amenaza hacia su persona es la oposición de **Saturno** a la **Luna** y al ascendente.

Muerte de George Harrison

Harrison murió el 29 de noviembre de 2001 a las 13.20 horas. La causa de muerte de acuerdo al Certificado de Defunción del Condado de Los Ángeles [xi] "*METASTATIC NON-SMALL CELL LUNG CANCER*".

Su cuerpo estaba envuelto en una sábana y estaba cubierto con los santos oleos.

Veinte minutos después de su fallecimiento, personal del cementerio Hollywood Forever llegaron a recoger el cuerpo de Harrison. Se unieron brevemente la familia y amigos de George, y se dijeron algunas plegarias.

El Dr. **Lee S. Rosen**, jefe de oncólogos en el UCLA Medical Center en Los Ángeles, quien firmó el Certificado de Defunción. Fue cremado en un ataúd de cartón 10 horas después de su muerte.

El certificado decía, inicialmente que él había muerto en el 1971 Coldwater Canyon Road en Beverly Hills, pero después salió a la luz que ese domicilio era inexistente, así que el fiscal de distrito de Los Ángeles, mando a hacer una investigación y se reveló la verdadera dirección, una casa que **McCartney** rentaba y que ahora era de su propiedad, ubicada en 9536 Heather Road. Posteriormente se elaboró un nuevo certificado con la información real. Ver referencia xi.

Las cenizas de **George** fueron llevadas a la casa de su familia en Hawái, antes de que fueran esparcidas en el Rio Ganges (India) en una ceremonia privada.

Muerte de George Harrison

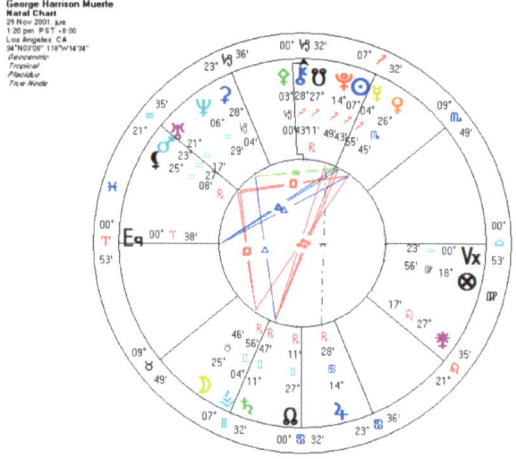

En el momento de su muerte tenemos otro Quincuncio; **Júpiter** en **Cáncer** en la casa IV, donde vemos el final de la vida, también viene siendo la casa de la familia, con quienes él pasa sus últimos momentos.

Plutón del otro lado, es el planeta de la muerte y es el planeta que rige el cáncer, la enfermedad que lo llevó a la muerte.

Los pulmones están regidos por el signo de **Géminis** donde muy apropiadamente se halla **Saturno**, planeta que, como dice la Astrología Médica, debilita el órgano regido por el signo por donde va transitando.

Sabemos que **George Harrison** fumó la mayor parte de su vida y es muy notorio que personas que fuman es porque traen una gran tristeza, sentimiento que de acuerdo a la sabiduría de la Medicina Tradicional China, se localiza en el

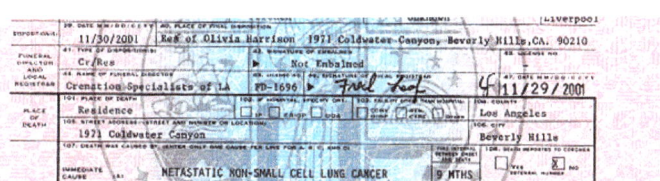

Pulmón.

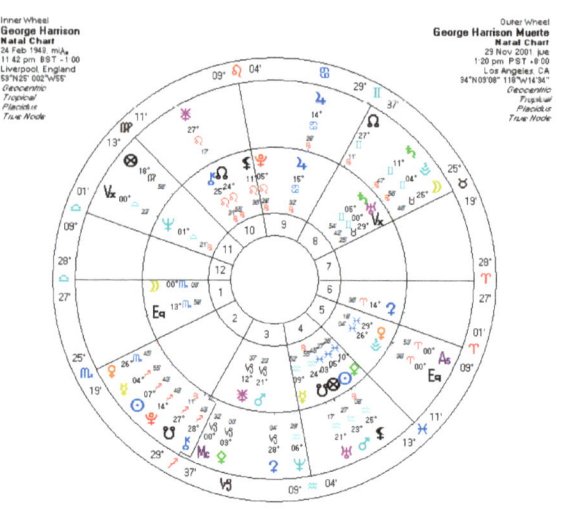

Carta Natal y Tránsitos

Como pueden ver es **Júpiter** el planeta que se lo lleva a emprender el gran viaje y la **Luna**, viajera también que es, se ubica en la cúspide de la casa de la muerte.

Como ustedes pueden ver, aún hay más que hablar acerca de este interesante aspecto, pero tendrá que ser en otra oportunidad, por ahora, solo quise resaltar la relación del Quincuncio con la Fisiología Humana, valiéndome de dos conocimientos ancestrales, la **Astrología Médica** y la **Medicina Tradicional China.**

> we were talking about the love that's gone so
> cold and the people
> who gain the world and lose their soul
> they don't know
> they can't see
> are you one of them?
>
> **George Harrison**
> *Whithin you without you*[xii]

Referencias

[i] http://mimosa.pntic.mec.es/jgomez53/matema/conocer/ptolomeo.htm

[ii] traducción del astrólogo español Demetrio Santos

[iii] http://www.libroesoterico.com/biblioteca/Astrologia/Jean%20Baptiste%20Morin%20-%20UNA%20SINTESIS%20DE%20SU%20VIDA%20%20Y%20%20DE%20SU%20OBRA%20ASTROLOGICA.pdf

[iv] traducido por Pepa Sanchis Llácer

[v] Aprenda Astrología Vol.1 Marion March - Joan McEvers

[vi] http://www.astro.com/people/hand_s.htm

[vii] https://www.youtube.com/watch?v=Vtpi-KcEd_o

[viii] http://www.descargardocumento.com/download/75692579236/emperador-amarillo-su-wen/

[ix] https://es.wikipedia.org/wiki/Huangdi_Neijing

[x] https://es.wikipedia.org/wiki/Friar_Park

[xi] http://www.feelnumb.com/2010/11/10/the-fake-photo-

of-george-harrison-in-front-of-the-fake-house-he-died-in/
[xii] https://www.youtube.com/watch?v=dEAyE0PH-sU

Bibliografía

101 Enfermedades tratadas con Acupuntura y Moxibustión. 2ª Impresión. Ediciones en Lenguas Extranjeras, 1997

Harmonics in Astrology – John Addey - Eyebright Books, 2002

Western Astrology & Chinese Medicine- Jonathan Colgstoun.Willmott- Destiny Books, 1985

Traditional Medical Astrology – J.Lee Lehmann – Schiffer, 2011

Astrological Timing of Critical Illness – Noel Tyl – Llewellyn Publications 1998

Significado y Simbolismo de Quirón – Melanie Reinhart – Ediciones Urano, 1999

Astromedicina y Diagnóstico Electrónico – Prof. F.

Brosig – Editorial Kier, 1968

Astrodiagnósis y Astro Curación – Robert Wall – Editorial Humanitas, 1997

A Handbook of Medical Astrology 2nd Edition– Jane Ridder-Patrick – CrabApple Press, 1990

Medical Astrology 2nd printing – Eileen Nauman – Blue Turtle Publishing, 1983

Astrología Medica 1ª Edición – Liliane Bar y Monica Ferrari - Editorial Kier, 1999

Astro-Diagnosis a Guide to Healing- Mrs. Max Heindel- Fellowship Press, 1928

www.ingramcontent.com/pod-product-compliance
Lightning Source LLC
Chambersburg PA
CBHW041100180526
45172CB00001B/39